Cannabis Medicinal

Los principios Fundamentales de la marihuana therapeutica

Aaron Hammond

Aaron Hammond
Traducio por J. Elliot Moya
Version 2.1
Publicado por HMPL Publishing en KDP
Conoce a la editorial y a su trabajo aqui:
https://www.facebook.com/HMPL-publishing

Nota personal del autor

Siempre he estado interesado en el cannabis y en las propiedades medicinales de la marihuana. Escribir este libro y compartir información y revelaciones sobre la polémica sustancia conocida como cannabis ha sido un placer.

La ciencia continúa haciendo su labor, y la investigación clínica no miente. Estoy muy agradecido y contento porque estés leyendo este texto. HMPL Publishing y yo estamos dedicados a proveerte con datos recientes, precisos, y justificables que están respaldados por más que simples palabras.

Vamos a realizar una transformación entre los dos y abrir tus ojos al poder de la naturaleza. He publicado libros sobre el CBD, aceite de cáñamo, y extractos de cannabis, y continuaré proveyendo la mejor información, transmitida de la manera más comprensible posible.

En este libro me gustaría compartir información sobre el cannabis y enseñarte las mecánicas de los cannabinoides, el cómo estos pequeños compuestos pueden tener un impacto tremendo en el cuerpo y proporcionar muchos beneficios de salud.

Revisaré varios temas importantes dentro del mundo de la marihuana medicinal para informarte de lo que es posible, y trataré de actualizarte sobre todo lo que se ha convertido en tema de conversación, ahora que se está viviendo un proceso de legalización de la marihuana en varios países.

En futuros libros me enfocaré en detalles más concretos, que te proporcionarán toda la información necesaria para conocer en profundidad el cannabis y sus propiedades. Espero que continúes leyendo y completes tu formación en el tema.

Saludos cordiales,

Aaron Hammond

monetaria debido a la información aquí contenida, ya sea directa o indirectamente.

Los respectivos autores poseen todos los derechos de autor que no sostenga el editor. La información contenida en esta publicación es ofrecida con un propósito informativo. La presentación de la información es sin contrato o algún tipo de garantía. Las marcas comerciales que se utilizan son sin ningún consentimiento, y la publicación de la marca es sin el permiso o apoyo por parte del propietario de la marca. Todas las marcas mencionadas en este libro aparecen con el único propósito de clarificar, y son propiedad de sus propios dueños, no afiliados con este documento. No recomendamos ningún abuso de sustancias y no nos hacemos responsables por cualquier participación por parte del lector en actividades ilegales.

Tabla de contenido

Bonus

¡Bienvenid@ a HMPL Publishing! Vamos a comenzar directamente con un bonus exclusivo disponible solo para nuestro círculo de allegados. Recibe tu copia gratis de "Las mejores recetas de THC y CBD para hacer en casa" (En inglés) aqui: http://eepurl.com/cQeNlz

Suscribirse a nuestro boletín garantizará que te mantengas informad@ sobre las nuevas recetas de THC y CBD, artículos, y próximos libros absolutamente gratis. Para mejorarlo aún más, te mantendremos informad@ sobre las últimas noticias en el mundo de la marihuana, los desarrollos médicos, y las varias aplicaciones del cannabis.

Suscríbete al boletín de HMPL Publishing, y te daremos las recetas de THC y CBD gratis. Todo lo que has de hacer es insertar tu dirección de correo electrónico para tener acceso inmediato.

No nos gusta el spam y entendemos que a ti tampoco. No enviaremos más de 2 correos a la semana. Esto es lo que puedes esperarte como suscriptor del boletín de HMPL Publishing:

- Los últimos libros de HMPL Publishing, exclusivos y gratis para suscriptores

- Recetas deliciosas para preparar en la comodidad de tu propia cocina

- Artículos, conferencias e información exclusiva sobre el tema de la marihuana

- Descuentos especiales para libros detallados sobre la marihuana

- Y mucho, mucho más…..

Para suscribirte, haz aquí: http://eepurl.com/cQeNlz

Cannabis: Lo que debes saber

Cannabis es el nombre generalmente aceptado para la planta Cannabis sativa L. Esta especie es conocida también como marihuana, y es miembro de la familia del cáñamo. A pesar de que "cannabis" y "cáñamo" son usadas a veces indistintamente, no son exactamente lo mismo. "Cáñamo" hace referencia a las variedades de Cannabis sativa L. que no tienen efectos psicoactivos. En otras palabras, todos los tipos de planta cannabis que contienen menos de 1% de THC son considerados "cáñamo".

A la hora de diferenciar entre cáñamo y marihuana, hay que pensar en el propósito para el que se ha cultivado la planta. Cuando el cannabis se cultiva para fibra, propósitos industriales, aceites, ungüentos, o por cualquier otro uso ajeno a la intoxicación, se trata de "cáñamo". "Marihuana" es un término de origen coloquial que hace referencia a las variedades de cannabis que provocan el efecto de intoxicación. Dichas variedades tienen pequeños y potentes "pelitos" (tricomas) en las flores y hojas, que contienen componentes activos que producen diversos efectos en el interior del cuerpo. Mantener estos dos conceptos diferenciados puede ser complicado, así que, puesto de manera simple, la marihuana es la que droga y el cáñamo la que no. Amabas pueden ser clasificadas como cannabis.

El Estigma de la Marihuana

El público tiene opiniones encontradas sobre el cannabis, especialmente sobre la variedad recreacional. A pesar de que la mayor parte de la población parece estar a favor de la marihuana, cuenta con una fuerte oposición. En Estados Unidos en 2017, han legalizado el uso (consumo, cultivo privado, cultivo comercial con licencia) de la marihuana sólo 8 estados, para las personas mayores de 21 años. Además, hay 18 estados que han despenalizado la marihuana y 29 estados que permiten su uso médico. A pesar de ello, continúa existiendo una gran controversia sobre la planta de cannabis en los EE.UU., particularmente entre las generaciones más avanzadas de edad. Esto puede deberse en parte a la historia de la marihuana y su emplazamiento en el tiempo. Cuando la guerra anti-drogas conocida como "War on Drugs" comenzó hace varias décadas, causó mucho movimiento político y una respuesta intensa, que las generaciones más antiguas pueden no haber dejado ir. En 1986, el presidente Reagan firmó el "Anti-Drug Abuse Act" (ley contra el abuso de drogas), que significó que los crímenes relacionados con drogas tendrían una sentencia obligatoria. La posesión y venta de la marihuana pronto cayó bajo la pena federal.

Después en 1989, el presidente Bush encendió de nuevo la pasión anti-drogas del país con una nueva "War on Drugs" (guerra contra las drogas). Su discurso fue transmitido por televisión a través del mundo. La generación del milenio, por otra parte, ha crecido en una sociedad que tiene unas opiniones, en general, menos conservativas sobre la marihuana. Esto ha creado una división importante entre los adultos más jóvenes y los más mayores. A día de hoy, aún quedan conservadores que hablan en contra del uso de la marihuana. Hacen todo en su poder para crear legislación que no solo criminaliza el cannabis recreativo sino también crea un estigma sobre la marihuana medicinal.

Desde 1970, el cannabis ha estado clasificado como una droga "sin uso medicinal y con un alto potencial de abuso" en las listas de drogas del gobierno, que subdividen las diferentes drogas según su peligrosidad, capacidad de generar adicción o inutilidad médica. Es la lista número 1, en la aparecen drogas como heroína, éxtasis, peyote, o LSD.

Mucha gente está en contra de esto, considerando la atención positiva que ha recibido la marihuana en el campo médico por todo el mundo recientemente. A principios de 2017, un reportaje publicado por la National Academies of Sciences, Engineering, and Medicine (Traducido como academias nacionales de las ciencias, medicina e ingeniería, conocido como

NASEM) demostró que el cannabis tiene propiedades beneficiosas para la salud que incluyen reducir el dolor crónico. Esta es la razón más popular para pedir marihuana medicinal. Por qué sigue clasificada como una droga de Lista 1 es difícil de entender basándose en la cuantiosa investigación médica que demuestra sus beneficios, además de que no existe ninguna prueba de que la marihuana sea tóxica o que pueda causar la muerte (cosa que el resto de drogas de Lista 1 y hasta el alcohol sí presentan). Tampoco tiene síntomas de otras "drogas duras" de Lista 1. Los típicos síntomas que produce la marihuana incluyen relajación y sueño, junto con una leve euforia. Con dosis más altas los síntomas incluyen sequedad bucal, irritación de los ojos (color rojo, pero no produce molestia), habilidades motoras reducidas, y un deterioro de la memoria a corto plazo. Sin embargo, ninguno de estos síntomas es permanente. Sólo cuando es combinada con drogas más peligrosas puede causar síntomas más intensos. Es menos dañina que el alcohol, una sustancia que ni si quiera aparece en las listas de drogas. En un estudio que comparaba la marihuana y 10 otras drogas por su "potencial para provocar la muerte" siendo usadas en la típica manera recreativa, la marihuana fue la menos peligrosa. A pesar de estos hallazgos, y el hecho de que la mayoría de americanos están a favor de la marihuana, ha habido poca iniciativa por parte del gobierno para reducir las restricciones aplicadas sobre la sustancia.

Esto está provocando un mayor enfrentamiento de opiniones, pues las drogas de Lista 1 son más difíciles de investigar debido a los obstáculos que hay para conseguir las sustancias pertenecientes a la lista. Sin la investigación necesaria para proporcionar más pruebas de los beneficios que provee, convencer al público de la inocencia de la marihuana va a ser muy difícil.

Otros países tienen una actitud mucho más positiva hacia la marihuana. A pesar de que es ilegal en más países de los que es legal, se ha comenzado a despenalizar y tolerar el uso de la misma en muchos lugares. Por ejemplo, es legal en España y Uruguay, y se ha despenalizado en Ucrania, Suiza, Rusia, Portugal, las Islas Vírgenes, los Países Bajos, Eslovenia, y muchos otros países.

Legislación sobre el Cannabis

Las leyes respecto a la distribución de THC y CBD son muy confusas. En los Estados Unidos particularmente hay mucha confusión entre los legisladores sobre los efectos de la marihuana. En estados donde se ha legalizado la marihuana medicinal, generalmente los pacientes pueden usar solo CBD. Hay una resistencia al THC por sus propiedades psicoactivas. Debido a esto, hay leyes que están en contra del CBD porque se encuentran bajo la percepción de que puede contener restos de THC (en general hay un 0.3% de THC o menos). Aunque contuviese restos de THC, esas cantidades tendrían un efecto psicoactivo mínimo o nulo sobre los pacientes, lo que demuestra que EEUU mantiene algunos puntos de vista de la era de la War on Drugs. Este hándicap ha causado que muchas aplicaciones médicas no se consideren. Los tratamientos con solo CBD no suelen ser tan efectivos como podrían ser si se combinase con THC. Estos dos cannabinoides funcionan mejor en pareja, como creando una sinergia. Por ejemplo, científicos californianos han determinado a través de su investigación que el THC y CBD combinados tienen un efecto anti-tumores más fuerte que el CBD solo. Investigaciones clínicas también demostraron que las dos moléculas juntas funcionan mejor para tratar dolor neuropático. Es desafortunado que la leve euforia que produce el THC sea vista como un efecto secundario negativo cuando la molécula provoca tantos beneficios sobre la salud.

Los legisladores suelen aprobar leyes que permiten el uso del CBD pero luego resulta casi imposible obtener la medicina ya que es ilegal transportar CBD a través de estados. Esto quiere decir que aunque un paciente tenga un desorden calificado para recibir el tratamiento (Desórdenes calificados, sin contar Florida y Georgia, solo son la epilepsia intratable y trastornos convulsivos) y encuentre una medicación de CBD que funciona para ellos, pueden verse obligados a cometer una ofensa federal simplemente para traérselo a casa. Hay un proceso de aplicación para obtener un pase médico que permita comprar cannabis, y después de todo solo se aplica en el estado en el que se aparece listado como usuario del mismo.

Farmacias londinenses han estado desarrollando un tratamiento cannabinoide para dos duras formas de epilepsia que afectan especialmente a los niños. En diciembre de 2016, se encontraban en el proceso de presentarlo a la FDA y lanzar el producto comercialmente. Si fuese aceptado por la FDA, el cannabis tendría que ser eliminado de la Lista 1 para que los pacientes pudiesen obtener una prescripción médica. Pero más tarde ese mismo mes, la DEA tomó una decisión en la dirección opuesta: ahora todos los extractos (lo que incluye el CBD) aparecen en la Lista 1.

Como se ha mencionado anteriormente, las drogas de Lista 1 están clasificadas como drogas "sin uso médico", lo cual es claramente falso en el caso del cannabis, particularmente en los aceites de CBD. Alrededor del mundo, el CBD está generalmente aceptado en prácticas médicas aunque el cannabis recreativo aún esté sometido a deliberación.

El Asunto del THC

THC (tetrahidrocannabinol) es un compuesto químico, o cannabinoide, que se encuentra en las plantas de cannabis. Está considerado como el componente más psicoactivo de la marihuana. En términos más simples, citando al doctor Thorsten Rudroff, "...el THC es lo que causa un estado de intoxicación (colocón). Cuanto más THC, más te colocas." Los otros síntomas, como un incremento en el apetito, sensaciones de relajación, y euforia, también son causadas por el THC.

Este compuesto produce estos efectos al interactuar con las neuronas en el cerebro. Estas neuronas se comunican entre ellas mediante neurotransmisores, químicos que entregan mensajes de una neurona a otra cruzando de un lado a otro y uniéndose a moléculas receptoras. Es así como el cerebro comunica todo. Hay un neurotransmisor particular llamado endocannabinoide. Es importante ya que es muy similar a los cannabinoides de la marihuana, en apariencia y en funcionalidad. Normalmente, el cuerpo segrega endocannabinoides cuando el cuerpo experimenta dolor o estrés, físico o emocional, que alivian el dolor. Los cannabinoides de la marihuana penetran este sistema y se unen a los receptores de cannabinoides.

Hay dos tipos de receptores de cannabinoides conocidos: CB1 y CB2. Los receptores CB1 se encuentran en las áreas del cerebro asociadas al aprendizaje, la memoria, la ansiedad, el dolor y el movimiento. Cuando los cannabinoides llegan a estos receptores, trastornan las funciones normales del sistema endocannabinoide, el que alivia el dolor.

Ya que el sistema cesa de funcionar con normalidad, los efectos de la marihuana pueden variar enormemente, causando relajación, torpeza, o hambre.

Esencialmente, el THC aumenta el nivel de dopamina en el cerebro. La dopamina es un neurotransmisor que actúa en los centros de recompensa y placer del cerebro. Sirve en parte para ayudar al cerebro a reconocer "recompensas" y a buscarlas. Cuando el THC interactúa con un receptor CB1, la neurona segrega calcio, lo cual provoca que cese su funcionamiento. Cuando esta neurona no está funcionando, no puede segregar su molécula inhibidora. Estas moléculas inhibidoras regulan la cantidad de dopamina en el cerebro. En otras palabras, la interacción del THC con los receptores CB1 provoca unos niveles elevados de dopamina y un enaltecimiento de los sentidos. Esto es lo que se conoce como estar fumado, o colocado, es decir, en estado de "ebriedad".

Y Qué Hay del CBD?

El cannabidiol, o CBD, es otro compuesto activo encontrado en la marihuana. Normalmente se nombra a la par que el THC, como un dúo dinámico. El CBD tiene efectos más sedativos, y ha sido el principal foco de investigación médica. Ya que se ha descubierto que es beneficioso tratando epilepsia u otros trastornos neurológicos, se ha realizado más y más investigación para examinar sus efectos sobre el cerebro en detalle. El CBD es único en su potencial para usos médicos porque puede afectar un gran número de receptores en el cuerpo y cerebro, más allá de los receptores de cannabinoides.

Para entender por qué la versatilidad del CBD es importante, se debe comprender el propósito de los receptores. En el cerebro, las neuronas están conectadas por estructuras llamadas sinapsis. En estas estructuras, las neuronas se comunican entre ellas mandando neurotransmisores, o mensajeros químicos. Para recibir correctamente un mensaje a través de un neurotransmisor, la neurona tiene que tener un receptor que sea compatible a ese neurotransmisor. Cuando los neurotransmisores encajan con uno de estos receptores, la neurona puede interactuar directamente con el mensajero. Las neuronas contienen varios receptores diferentes para neurotransmisores. Ya que el CBD puede afectar tantos receptores diferentes, tiene la habilidad de interactuar con muchos tipos de mensajes que manda el cerebro.

Investigaciones recientes han clasificado al CBD como un modulador alostérico negativo del receptor CB1 (El receptor CB1 es con lo que el THC interactúa para crear niveles elevados de dopamina con el resultante efecto de ebriedad). Lo que esto significa es que el CBD puede unirse al mismo receptor desde un lugar diferente, y cuando se une al mismo tiempo que el THC, la neurona afectada recibe una señal más débil del THC. Como se ha mencionado antes, el THC causa que la neurona no regule los niveles de dopamina. Cuando los dos cannabinoides actúan sobre el mismo receptor, el efecto es muy diferente al del THC solo. Por lo tanto, el CBD se ha dado a conocer por su habilidad para contrarrestar los efectos psicoactivos del THC.

Los beneficios médicos del CBD provienen de su efecto en otros receptores del cerebro. Provee un efecto terapéutico cuando interactúa con el receptor TRPV-1. Este es conocido también como el receptor vaniloide, haciendo referencia a la vainilla, que contiene un aceite esencial con propiedades analgésicas y antisépticas. Cuando el CBD se une a este receptor, funciona como un estimulante que puede activar sus habilidades para regular el dolor, la inflamación, y la temperatura corporal. Es por esto que el cannabis con altos niveles de CBD funciona para tratar dolor neuropático.

En concentraciones más altas, el CBD puede activar también el receptor de serotonina 5-HT1A. Este receptor está directamente involucrado con procesos biológicos relacionados con la ansiedad, el sueño, el dolor, el apetito, y más. Cuando el CBD interactúa con el 5-HT1A, ralentiza su señalización y provoca un efecto antidepresivo. Además, las propiedades anti-ansiedad del CBD se deben a su rol en el receptor de adenosina. Estos receptores regulan funciones cardiovasculares y tienen efectos anti-inflamatorios.

Aunque activa los receptores mencionados, el CBD también provee beneficios médicos desactivando el receptor GPR55. Dicho receptor está involucrado en regular la presión sanguínea, la densidad de los huesos, y otros procesos varios. Cuando está activado, el GPR55 promueve la propagación de células cancerígenas. Investigaciones hechas en la Chinese Academy of Sciences (Academia china de las ciencias) en Shanghái demuestran la presencia de este conector en muchas formas de cáncer. Ya que el CBD desactiva este receptor y bloquea su señalización, se cree que puede prevenir la proliferación de células cancerígenas.

Hay otras maneras en que el CBD produce efectos anticancerígenos. En todos los núcleos de las células hay PPARs (receptores activados de proliferación de los peroxisomas) que regulan el mantenimiento de energía, las funciones metabólicas, y específicamente la proliferación de células. Cuando los PPAR son activados, especialmente el receptor PPAR-gamma, la proliferación es inhibida. En términos simples, las células cancerígenas son ralentizadas.

CBD y THC: Cómo Coexisten

Claramente el CBD y el THC son cannabinoides muy distintos. Para resumirlo, la mayor diferencia entre los dos es que el THC es psicoactivo y el CBD no lo es. Ambos afectan el sistema endocannabinoide del cuerpo, pero el CBD interactúa principalmente con el sistema inmunológico, y el THC causa reacciones en el sistema nervioso. Puesto que los dos compuestos activan diferentes receptores en el cerebro y sistema nervioso, provocan distintos síntomas en el cuerpo. Según un artículo del British Journal of Pharmacology (diario británico de la farmacología) el THC es un agonista de los receptores CB1 y CB2, mientras que el CBD es un antagonista, por lo que causa una respuesta fisiológica diferente. Ya que no interactúa directamente con los receptores de cannabinoides, no tiene los efectos psicoactivos del THC.

El CBD es conocido por combatir algunos de los efectos del THC. En vez de reaccionar directamente con los receptores de cannabinoides como el THC, el CBD bloquea la enzima que metaboliza anandamida, un cannabinoide que se encuentra en el cuerpo de forma natural. Así, la liberación de dopamina y los efectos que la acompañan son parados. El CBD también promueve la liberación de otro cannabinoide del cuerpo que activa los receptores CB1 y CB2. Lo que esto significa es que el CBD y el THC tienen propiedades farmacológicas similares, pero el CBD no produce ebriedad.

Los investigadores han percibido este detalle y muchos creen que el CBD puede ser útil para contrarrestar los efectos de intoxicación del THC y otros síntomas psicóticos. Un estudio reciente del World Journal of Biological Psychiatry (diario mundial de la psiquiatría biológica) concluye que se deben realizar estudios a más grande escala antes de llegar a conclusiones firmes, pero que hay mucha evidencia de que el CBD posee muchas propiedades medicinales, incluyendo el actuar como un antioxidante y antipsicótico. A pesar de que el CBD no es conocido por provocar efectos de euforia, el cannabis que contiene THC y CBD es psicoactivo.

Otros Componentes de la Marihuana

A pesar de ser el centro de atención, el THC y el CBD no son los únicos componentes activos de la marihuana. Hay más de 80 cannabinoides activos en la marihuana, y algunos a resaltar. El cannabinol, o CBN, es un producto de la oxidación del THC. De todos los cannabinoides conocidos, el CBN es el sedante más potente. Naturalmente, esto es fantástico para tratar el insomnio. El CBG (cannabigerol) es otro cannabinoide importante. Aunque este no produce los efectos intoxicantes del THC, se considera crucial en el proceso psicoactivo. El CBC (cannabicromeno) es similar, pero principalmente reduce la ansiedad y el estrés.

Además de los cannabinoides, hay otros componentes activos llamados terpenos. Estos son "sabores" que influyen en la intoxicación. Hay cinco terpenos que influencian a todas las variedades de cannabis en diferentes niveles: mirceno, limoneno, pineno, linalool, y terpineno. El mirceno es el que más influencia los efectos que producirá el cannabis, dando además un aroma de menta, tropical, o terroso. El limoneno es el más buscado pues permite que más THC llegue al cerebro, y da un toque cítrico muy agradable. El pineno tiene toques de pino, romero, y salvia en las variedades en las que está más concentrado y promueve la memoria y vigilancia. El linalool tiene un olor floral que recuerda a la lavanda, y cuando es combinado con el terpineno o el limoneno puede ser dulce como golosinas. Por ende, el terpineno puede ser dulce y cítrico, pero principalmente causa un aroma herbal y fresco, como recordando a un bosque.

Indica, Sativa, e Híbridos: ¿Cuál es la diferencia?

Aunque hay incontables variedades de cannabis, hay unas categorías que es importante conocer: indica, sativa, e híbrido. La mayoría de variedades de marihuana se puede agrupar en una de estas tres categorías, y cada una tiene un conjunto de propiedades. Hay una manera de distinguir indica y sativa simplemente por su aspecto, si se anda buscando un sabor o efecto determinado al comprar. Las plantas que son puramente sativa crecen más altas, con hojas más estrechas y cogollos más pequeños. En general, la sativa se origina en el sudeste asiático, algunas regiones de África, Indochina, y el noroeste de India; las plantas crecen mejor en climas húmedos y cálidos. Por otra parte, la indica crece menos en altura, más en anchura, y tiene hojas más grandes y anchas con cogollos más densos. Prosperan en climas más secos en el sur y centro de Asia, particularmente Pakistán, Afganistán, e India. Estas plantas también tienen matices rojizos y azulados si se exponen al frío, lo que puede ser otra manera de determinar la variedad.

Además de por su apariencia física, se distinguen la variedad indica y sativa por sus efectos. Básicamente, la indica tiene efectos más calmantes y sedantes, y provoca un efecto narcótico sobre el cuerpo, una sensación de placer físico. Esto, de manera coloquial, es quedarse apalancado en el sofá. La sativa suele ser mejor para aquellos que quieren mantener su energía, ya que el efecto de intoxicación se produce principalmente en el cerebro. Estas variedades son mejores para la creatividad. Según una encuesta realizada en Leafly.com, en la que los usuarios valoraban una variedad indica llamada "Bubba Kush" y una variedad sativa llamada "Sour Diesel", los que consumieron Bubba Kush se sintieron relajados, felices, y somnolientos, mientras que los que consumieron Sour Diesel se sintieron felices, eufóricos, e inspirados.

Para propósitos médicos, ambas variedades pueden ser útiles. Para la fatiga o la depresión, las variedades sativa son más populares. También puede ser útil para trastornos de estado de ánimo, o trastornos de déficit de atención. Una variedad más relajante de indica puede ser mejor para el dolor o el insomnio.

En cuanto al contenido de THC y CBD, una respuesta simplificada es que las variedades indica tienen un radio de THC mayor al CBD, y en las sativa hay un radio mayor de CBD en cuanto al THC. Esta explicación está basada en una teoría de LeafScience.com, que sugiere que las plantas con un nivel más elevado de THC tienen genes que codifican el enzima THCA sintasa. Este enzima provoca una reacción química que crea THCA, que se convertirá en

THC cuando se exponga al calor. Las plantas con esta cualidad son normalmente indica. Aun así, esto es solo una teoría. No es exactamente tan simple. A la hora de la verdad, cualquier forma de cannabis que se fume contiene altos niveles de THC. Lo que causa la variación de efectos entre variedades indica, sativa, o híbridos, depende mucho en los tipos de terpenos (aceites fragantes que se encuentran en muchas plantas y hierbas incluyendo el cannabis) que tengan y en la concentración de los mismos.

Los híbridos son, naturalmente, una combinación de las dos variedades. En otras palabras, los híbridos pueden mostrar una predominancia de una de las variedades, ya sea indica o sativa, o ser una mezcla equilibrada de las dos. Cuando cultivadores mezclan genéticas de diferentes regiones, nace un nuevo híbrido. Estos pueden ser especialmente útiles para los que buscan obtener unos beneficios específicos, como un efecto de creatividad pero con una relajación del cuerpo que alivie el dolor.

Variedades de Marihuana

Cultivar o "criar" (entendido como mezclar diferentes variedades para crear nuevas) cannabis no es una idea nueva, ya que los humanos comenzaron a cambiar la planta según cambiaban sus necesidades, pero la popularidad de crear cannabis "personalizado" ha aumentado exponencialmente en la era moderna por varias razones. Desde la prohibición de la marihuana, cultivar cannabis para que floreciese antes, con mayor potencia, y mayor rendimiento se convirtió en el objetivo principal. Esto era clave para poder vender marihuana en el mercado negro. Con el paso del tiempo, la industria del cannabis recreacional ha florecido y los cultivadores han tomado la ventaja de las nuevas tecnologías y la demanda de los clientes para innovar.

Esta comunidad pro-marihuana se ha formado a pesar de las leyes y el estigma, en gran parte, gracias a los fórums de internet. "High Times" y "Leafly" son ejemplos de páginas web populares donde los usuarios pueden conocer a gente con opiniones similares, adquirir conocimiento, y mantenerse informados sobre la actualidad del cannabis. La "Cannabis Cup" (campeonato de cannabis) es otra oportunidad para que crezca la industria recreacional; Una feria que se lleva realizando durante casi 30 años, donde se exponen todas las novedades en el mundo de la marihuana. Debido a que la comunidad no cesa de crecer, los que cultivan han visto la oportunidad de satisfacer las diferentes necesidades de los clientes con sus variedades de cannabis.

Se crían diferentes variedades para desempeñar funciones distintas: varían en el aroma, el sabor, la potencia, el efecto medicinal, los efectos secundarios, etc. Normalmente se nombran por los cultivadores, o por el olor, color, o sabor de la variedad. Aunque hay una infinidad de variedades de cannabis, hay varias maneras de agruparlas. La más simple es diferenciar entre tres grupos: variedades indica, variedades sativa, e híbridos. Como se ha mencionado antes, las variedades indica tienen por lo general un efecto sedante mientras que las sativa son mejores para una mayor energía y estado de alerta. Los híbridos pueden tener efectos equilibrados o tender a una de las dos opciones. Como el tema de la marihuana se está volviendo menos tabú, los cultivadores han podido cambiar su objetivo, y en vez de buscar obtener una mayor potencia o rendimiento, han comenzado a experimentar con los sabores y el contenido terpénico. Se ha convertido en un arte.

Aunque el número de las variedades existentes sería imposible de contar, ya que se desarrollan nuevas variedades constantemente, sí que hay algunas que han destacado entre los consumidores. En 2015, las variedades siguientes clasificaron como las más populares:

Gorilla Glue #4

Critical Kush

Candyland

ACDC

Bubblegum Kush

Sunset Sherbet

Tangie

Jedi Kush

Animal Cookies

OG #18

La ganadora, Gorilla Glue #4, tuvo un incremento de 906% en las calificaciones y evaluaciones de los usuarios. Esta mezcla única provee a los consumidores con un efecto extremadamente eufórico y relajado. Su aroma es potente, terroso, y tipo skunk que cumple los estereotipos de olor en la marihuana. La Critical Kush es una variedad indica que se creó mezclando OG Kush y Critical Mass, dos variedades ya populares. Es alta en THC pero tiene un perfil de CBD que equilibra los efectos, causando una sensación parecida a la de recibir un masaje profesional, según un usuario. La Candyland recibió su nombre por su sabor dulce, y los cogollos de colores azul, verde, blanco, y morado. No es solamente bellísima, sino que sus efectos son muy placenteros, calmantes e inspiradores. La ACDC es la cuarta en la lista y la primera variedad alta en CBD de esta colección. Esta ha sido valorada mucho por pacientes médicos pues provoca un efecto muy potente sobre el cuerpo, que quita el dolor, sin causar ningún efecto cerebral o "atontamiento". También tiene toques a limón, lo cual es único; muchas variedades altas en CBD tienen una fragancia herbácea que puede ser desagradable para algunos.

Este nuevo enfoque en cuanto al cultivo de la marihuana ha ayudado a abrir camino a más variedades medicinales. Dependiendo del tratamiento requerido, los cultivadores pueden evaluar diferentes variedades y sus beneficios y después trabajar para combinarlas, creando variedades de gran potencia terapéutica. Aquellos que se benefician de la marihuana medicinal pueden usar una combinación de variedades. Puesto que las sativas inducen un estado de mayor alerta, creatividad y energía, un paciente que sufra fatiga o depresión se beneficiaría de usar esta variedad durante el día. Por la noche, sin embargo, la mejor opción sería una variedad indica, que ofrece un efecto sedativo sobre el cuerpo que ayudará a descansar mejor. Para gente con ansiedad, la indica puede ser mejor durante el día.

Los híbridos pueden ofrecer lo mejor de ambas cosas. Un híbrido popular es Blue Dream, que tiene más sativa que indica. Sus influencias por parte de la sativa proveen ese "estar despierto", que se equilibra con las influencias de la indica, que afecta al cuerpo. Es un ejemplo perfecto de variedad medicinal, pues ayuda a pacientes sufriendo dolor, depresión y náusea, aliviando su dolor, mientras que permite a los pacientes mantenerse productivos y alerta, haciendo una vida normal.

Concentrados de Marihuana

A la hora de consumir marihuana, la mayoría de la gente tiene una imagen que viene a su mente. Probablemente tenga que ver con un porro, o una pipa para fumar. Algunos pueden pensar en brownies. Pero hay muchísimo más que se puede experimentar con la marihuana. Usuarios más experimentados han saltado al mundo de los concentrados: hachís, aceites, quife, resina, y otras variaciones. Estos concentrados son preferidos porque son más potentes. Esto puede venir bien al consumidor recreativo y también al paciente médico; cuanta más potencia tenga el cannabis, más beneficios médicos se obtendrán, o más efectos psicoactivos, con una menor cantidad.

Usar concentrados de cannabis no es una idea nueva. El hachís, en particular, se ha cultivado durante miles de años. El hachís es flor de cannabis que ha tenido el material vegetal y los tricomas separados mecánicamente. Hay varias maneras de realizar este proceso de separación. El "tamizado en seco" es un método en el que la flor se separa a mano con tamices u otras herramientas. El método es comparable a grindear la maría antes de liar. El polvo resultante, o "quife", se convierte en hachís con el uso de calor. "Hachís al agua" (que da como resultado el "iceolator", que tiene un contenido muy elevado de THC) es otro método de elaborar hachís. La idea es que a través de agitación y agua helada, las partes más resinosas de la flor del cannabis se hundirán al fondo y el excedente vegetal inactivo se quedará flotando por arriba. El hachís "iceolator" que se produce es una forma muy pura y no contiene residuos de solventes.

La calidad del hachís se comprueba de varias maneras. En primer lugar, el color es importante. Con un método de tamizado en saco, el quife resultante será más dorado si es más puro. Cuando es verde, quiere decir que aún hay contaminación de material vegetal. El resultante bloque de hachís debería tener una superficie oscura y brillante que demuestra que los tricomas activos se han derretido juntos. El hachís también debería encenderse fácilmente, y desprender un olor puro. Cualquier olor químico es una mala señal. También debería dejar ceniza de color blanco, que indica pureza. Para el hachís hecho a mano, debería ser blando y pegajoso en el interior cuando se rompa el bloque.

Shatter (BHO cristalizado), budder, y aceite son términos que pueden ser desconocidos para algunos. Shatter, el más potente, es una forma de concentrado de cannabis que tiene una apariencia similar a palanquetas de cacahuete; debería tener un acabado suave y translúcido. El aceite se asemeja a la miel en su apariencia. Puede ser difícil trabajar con ello por su consistencia pegajosa. El budder es más cremoso, asemejándose en apariencia a una mezcla de azúcar y mantequilla batidas juntas. Todos estos concentrados se pueden usar con los mismos dispositivos, como vaporizándose con un cigarrillo electrónico, o con bongs para concentrados, aunque cada concentrado proporciona diferentes beneficios. A pesar de que el shatter es el más potente (puede alcanzar un 80% de THC), pueden faltarle los terpenos que ordinariamente dan sabor y olor a la marihuana. El budder suele mantenerse en torno a un 70% de THC pero retiene algunos terpenos y tiene más sabor. El aceite es el más sabroso pero el menos potente.

Resina y BHO son otros dos términos a resaltar. BHO, o "butane hash oil", es concentrado de cannabis que se extrae usando butano como solvente. El shatter, el budder, y el aceite pueden ser clasificados como formas de BHO. La resina, por otra parte, no necesita el solvente de butano. Es un concentrado que se puede hacer sin ningún solvente. Todo lo que se necesita es calor o presión para extraer el aceite resinoso de todas las flores o cogollos. Es un proceso tan simple que cualquiera puede hacerlo en casa con el calor de un alisador de pelo. La resina se asemeja mucho a otros concentrados, como al shatter, pero se prefiere por muchos ya que no tiene solventes residuales que otros extractos de cannabis sí que tienen debido al proceso de extracción.

Dónde Encontrarlo

Hay dispensarios legales que venden la mayoría de productos de marihuana, hasta aplicaciones tópicas, que contienen THC y CBD. A pesar de eso, la complejidad de las leyes puede hacer que un consumidor no sepa qué y qué no puede comprar, plantar, o distribuir.

El estado de Colorado continúa siendo el epítome de la aceptación de la marihuana. La ley permite a cualquier adulto mayor de 21 años poseer hasta 28g de marihuana y consumirla. No es necesario ser residente en Colorado para comprar y usar dentro del estado. Es importante añadir que, a la hora de comprar, hay algunas pautas respecto a las combinaciones de diferentes concentrados y cogollos. A pesar de que es legal consumir, se presupone la discreción. En otras palabras, ir paseando por la calle y encender un porro no está generalmente aceptado. Es similar a las leyes sobre el alcohol, que prohíben su consumo en lugares públicos. También hay regulación sobre conducir bajo la influencia del THC.

Ámsterdam también ha mantenido unos puntos de vista muy favorables sobre el cannabis durante años. Aunque las drogas recreacionales son técnicamente ilegales, drogas blandas como cannabis y hachís han sido severamente despenalizadas. La actitud general del gobierno es proteger la salud y seguridad de los ciudadanos holandeses, por lo que hay una opinión más lógica sobre la marihuana. Cafeterías que permiten la compra y uso de cannabis y otras drogas blandas no suelen ser perturbadas si no causan disturbios. En España existen los llamados Clubs de Cannabis, que permiten a los usuarios fumar y usar cannabis, y también se ha despenalizado el consumo público de cannabis, aunque hay multas y otras leyes para regularlo.

En estados como Arizona donde la marihuana medicinal ha sido legalizada, los pacientes deben solicitar una tarjeta médica. Para poder comprar marihuana medicinal, el paciente debe ser mayor de 18 años, tener al menos una de las condiciones aprobadas (en Arizona estas incluyen cáncer, glaucoma, hepatitis C, y enfermedad de Crohn), organizar una cita con un doctor de marihuana medicinal, y después entregar su solicitación y esperar a recibir una tarjeta médica. Una vez que ha sido autorizado, el paciente puede ir a cualquier dispensario licenciado para comprar productos de cannabis.

Comprar de un dispensario no es tan simple como entrar al supermercado y salir con ello. Como se muestra en el tour de dispensarios del canal de YouTube Weedmaps, hay un proceso para ser admitido en algunos dispensarios. Este vídeo en particular resaltaba el dispensario South Coast

Caregivers, en Santa Ana, California. Se piden documentos médicos antes de completar los trámites que son necesarios para comprar en ese dispensario en específico. Hay una sala de espera que deben atravesar los pacientes antes de llegar a la sala de productos, donde voluntarios asisten con la elección de variedades de cannabis, formas de consumirlo, y herramientas para consumir, teniendo en cuenta las necesidades de cada paciente.

Ha habido una mejora en limpiar el tabú del cannabis, pero aún queda mucho trabajo.

Lo Que el THC y el CBD Pueden Hacer por Nuestra Salud

THC

Se han realizado muchos estudios para ahondar en los beneficios que ofrece el THC. Hay evidencia de que personas que sufrían de dolor crónico, náusea, falta de apetito, y estrés se han beneficiado enormemente de los efectos del THC. Este cannabinoide ayuda a aliviar el dolor activando conexiones en el sistema nervioso central que bloquean señales de dolor. Específicamente, se ha observado una gran efectividad en reducir dolor relacionado con los nervios. Un estudio conducido en pacientes que sufrían dolores neuropáticos y que no percibían mejoras con otros tratamientos descubrió que los pacientes se beneficiaron enormemente de pequeñas dosis de cannabis. También puede ayudar con el estrés y la ansiedad cuando interactúa con la amígdala en el cerebro. La amígdala controla respuestas emocionales como el miedo y la ansiedad. El THC puede cambiar estas respuestas a mejor. Particularmente en las personas que tienen un déficit de endocannabinoides (neurotransmisores que alivian el dolor) debido a traumas pasados o a un excesivo estrés, el THC puede reponer estas cantidades que faltan y ofrecer un alivio terapéutico. A pesar de que el THC puede en ocasiones sobre-estimular la amígdala y causar sentimientos de paranoia o de ansiedad, esto suele ocurrir únicamente debido a otros factores: Consumir una cantidad excesiva de THC, encontrarse en una ubicación desconocida o incómoda, y mezclar el consumo de marihuana con otras drogas o alcohol. Cuando la marihuana se consume sin esos factores, hay un riesgo extremadamente pequeño de obtener efectos negativos.

En ambos casos (THC y CBD) hay aplicaciones medicinales, pero cada compuesto funciona mejor para ciertas cosas. En el caso del THC, los efectos que produce son los siguientes:

Relajación

Sueño

Aumento del apetito

Aumento de la calma y tranquilidad

Alteración de los sentidos (olor, vista, oído)

Debido a estos efectos, el THC ha demostrado ser efectivo médicamente en varias maneras. Puede contrarrestar los efectos de la quimioterapia, reduciendo las náuseas y promoviendo un apetito saludable. En otras enfermedades en las que la pérdida de apetito es frecuente, como en el caso del SIDA, el

THC puede tener un impacto muy positivo. En casos de lesiones espinales, esclerosis múltiple, y otros desórdenes musculares, es útil para aliviar el dolor y reducir espasmos y temblores.

CBD

El aceite de CBD ha sido sujeto a muchos estudios médicos. "Project CBD" es una web y una organización sin ánimo de lucro que dedica su tiempo a promover una concienciación por parte de la sociedad de las verdaderas propiedades medicinales del cannabidiol. Lo que es fantástico del cannabidiol es que es extremadamente seguro. Un estudio publicado en PubMed reveló que el cannabidiol no es tóxico en células no transformadas. También hay estudios que demuestran que no altera funciones psicomotoras o psicológicas. Además, el uso crónico y las dosis altas (hasta 1.500 mg/día) son fácilmente tolerados por los humanos.

El CBD tiene los efectos listados a continuación:

Mitiga la ansiedad

Disminuye la inflamación

Contrarresta síntomas psicóticos

Mitiga las náuseas

El CBD puede ayudar a tratar muchos problemas similares a los que puede tratar el THC, incluyendo los efectos negativos de la quimioterapia. También puede promover un apetito saludable y ayudar a suprimir vómitos y náusea. Por otra parte, aumenta el campo médico en que puede ser útil el cannabis, pues puede tratar diferentes desórdenes que causan altos niveles de ansiedad. La depresión, ansiedad social, o esquizofrenia son solo ejemplos de desórdenes que se pueden tratar más fácilmente con la ayuda del CBD. Síntomas depresivos, ansiedad, paranoia, y muchos otros síntomas psicóticos pueden ser aliviados de este modo.

Generalmente, el CBD está mucho más aceptado en el campo médico. Esto se debe a que no produce intoxicación que sí produce el THC, y que para algunas personas puede ser negativo. Además, el CBD es un compuesto muy seguro, tal como han determinado muchos estudios. Investigaciones han demostrado que el CBD no tiene un efecto negativo en células embrionarias, las funciones motoras, la presión sanguínea, o el ritmo cardiaco. Así que puede proporcionar muchos efectos positivos, y tiene un riesgo mínimo de efectos negativos.

En muchas ocasiones, encontrar el radio perfecto de THC y CBD en la marihuana medicinal logra los mejores resultados. Por ejemplo, uno puede necesitar el estímulo del apetito que provoca el THC pero también necesitar reducir sus síntomas de ansiedad con el CBD. Una condición que requeriría una combinación de THC y CBD es la enfermedad pulmonar obstructiva crónica (EPOC). Sus síntomas incluyen tos, dificultad para respirar, jadeos, y conductos respiratorios obstruidos. Esta enfermedad es progresiva, es decir, empeora con el tiempo. En este caso, el CBD ayudaría considerablemente reduciendo la inflamación mientras que el THC y su efecto relajante aliviarían y relajarían los conductos obstruidos.

Consumir Cannabis

Fumar la marihuana es la manera más común de usarla. Es fácil porque requiere pocas herramientas o preparación, y fumar provoca resultados rápidamente. Cuando un consumidor fuma, los efectos de los cannabinoides llegan rápidamente a la circulación sanguínea y causan los síntomas previstos casi instantáneamente. Fumar marihuana es algo que se lleva haciendo desde el año 2.500 A.C (aunque el hemisferio occidental no se uniese hasta los 1800s).

No obstante, el acto de fumar tiene efectos negativos. Fumar puede dañar los pulmones a lo largo del tiempo, lo cual es un dato que todos conocemos. Muchas veces la gente combina la marihuana con el tabaco cuando fuma, y es comúnmente conocido que el consumo de tabaco tiene efectos negativos. El tabaco puede causar cáncer, condiciones respiratorias, problemas de fertilidad, etc. Aunque el cannabis en sí mismo no causa ninguno de esos efectos (al contrario, tiene propiedades anti-cancerígenas), fumar cannabis es la manera más perjudicial de consumirlo. Esto es por varias razones. En primer lugar, los consumidores que fuman marihuana inhalarán más humo y lo aguantarán durante más tiempo que si se tratara de tabaco. En segundo lugar, si el consumidor está fumando un porro, están inhalando más que la flor del cannabis, pues el papel o tabaco usados para hacer el porro también son inhalados.

Aunque no hay mucha evidencia de que fumar marihuana pura pueda causar daños serios a los pulmones, sigue habiendo químicos en el humo de la marihuana que pueden ser dañinos, como el monóxido de carbono o el cianuro de hidrógeno. Cabe mencionar que esto se debe al hecho de estar quemando una planta, y no a los cannabinoides activos de la marihuana, así que consumir marihuana de otras maneras no produciría esos químicos.

En el caso de usar marihuana para fines medicinales, hay alternativas mucho más saludables. Como se ha mencionado antes, fumar es una de las maneras menos saludables de usar marihuana, y no tiene mucho sentido para muchos pacientes, especialmente si quieren tratar problemas respiratorios con la sustancia. Para solventar este problema, se ha popularizado el método de vaporización. La vaporización de concentrados y extractos produce menos carcinógenos dañinos, como alquitrán y amoníaco, que el típico humo de marihuana o tabaco. Debido a la elevada temperatura requerida para vaporizar marihuana, se produce menos humo y se extraen más cannabinoides. Por lo tanto, es más efectivo y eficiente. También produce menos olor, lo cual es una opción ideal para pacientes que quieren o necesitan ejercer discreción.

Los comestibles son también una opción excelente y discreta para pacientes médicos. Obviamente, no hay ningún humo u olor cuando se consume un comestible. Esto es cómodo para consumidores que prefieren una ingestión oral de la medicación, además de que consumir comestibles no tiene el mismo estigma que fumar, a la hora de usarlo con propósitos médicos. Muchos no pueden comprender que alguien esté fumando algo con fines medicinales, por lo que para la gente viviendo en esas comunidades conservativas la mejor manera de evitar los juicios negativos es usar comestibles.

Con el creciente interés en los comestibles, es posible consumir cannabis en más formas que la típica receta de un brownie. Sopas, fruta, mezclas de frutos secos, postres, y otros snacks más sanos son ahora parte de los comestibles disponibles. De este modo, y especialmente para pacientes médicos, no hace falta sacrificar otros aspectos de la salud para consumir medicación.

Hay una gran oferta y variedad de comestibles, que facturan casi la mitad de los ingresos en la industria del cannabis. Marihuana comestible puede encontrarse en dulces (chuches, caramelos, chocolate), comidas sanas (nueces, frutas, barritas de cereales), y hasta en condimentos para añadir a otras comidas (miel, mantequilla, etc.). Las opciones son infinitas, con creatividad. Por ejemplo, en la NorCal Medical

Cannabis Cup de 2016 (competición) se presentaron varios comestibles de marihuana como merengues, barras de cereales, chocolate sin azúcar, bacon, y salsa de barbacoa.

Existen varias maneras de hacer comestibles, aunque la manera más popular es hacer "cannabutter", mantequilla de marihuana, que después puede ser usada en cualquier receta sustituyendo a la mantequilla normal. Esto se hace al baño maría. La marihuana se trocea muy fina, se envuelve en estopilla y se sujeta con hilo de cocina para hacer una bolsita que se introduce en una mezcla de mantequilla derretida y agua. Al final del proceso, la solución de cannabis y mantequilla se deja enfriar en el frigorífico, separándose así del agua, que se queda al fondo del recipiente cuando la mantequilla se solidifica. Este tipo de proceso se puede realizar con muchos elementos de comida, y se puede hacer en casa en pequeña escala.

Cuando los comestibles se cocinan con licencia, hay una serie de pautas de seguridad y normas estrictas que han de cumplirse. Solo chefs autorizados pueden trabajar en la cocina y hay un control muy estricto de las porciones. Hay también reguladores de potencia y diferentes exámenes que deben superar los comestibles para poder etiquetarse correctamente antes de ser vendidos en dispensarios.

También hay muchas aplicaciones tópicas para el cannabis. Los beneficios de usar cannabis a través de la piel, el órgano más grande del cuerpo, son poder elegir el lugar de aplicación concreto, y recibir el alivio físico sin efectos neurológicos. En especial, se suelen usar variedades indica para este propósito, ya que son las que producen mejores resultados tratando síntomas físicos. La marihuana de uso tópico se utiliza para tratar eczema, psoriasis, dolores de artritis, e incluso algunas infecciones de piel.

El Futuro del Cannabis

La idea de la marihuana siendo legal y estando abiertamente aceptada a través del mundo puede ser un ideal futurístico, pero no es imposible. A pesar de que la investigación médica tiene que superar muchos obstáculos para excavar más hondo y obtener más información sobre las propiedades medicinales de la marihuana, la comunidad de consumidores recreativos de cannabis continúa creciendo. Como las nuevas generaciones crecen con un punto de vista más abierto respecto a la marihuana, hay esperanza de que en un futuro la sociedad sea capaz de liberar y usar esta planta natural y todas sus aplicaciones prácticas. Mientras tanto, disfruta esta deliciosa receta de galletas de manteca de cacahuete con un toque especial.

Galletas de Manteca de Cacahuete

Produce:

Unas 30 galletas

Ingredientes:

1 taza de canna-butter (receta a continuación)

1 taza azúcar

1 taza de manteca de cacahuete

1 huevo grande

2 ½ tazas de harina

Una pizca de sal

2 cucharaditas de extracto de vainilla

Instrucciones:

1. Precalentar el horno a 175°

2. Mezclar la canna-butter (mantequilla de cannabis), la manteca de cacahuete, la sal y el azúcar en un bol y batir hasta que quede una mezcla homogénea y esponjosa.

3. Añadir el huevo y el extracto de vainilla.

4. Añadir la harina y mezclar hasta lograr una mezcla homogénea

5. Untar con mantequilla o aceite la bandeja del horno.

6. Dividir la masa en bolas del tamaño de pelotas de golf y colocarlas a una distancia de 5-7cm, aplastándolas con la mano (empolvada en harina para que no se pegue)

7. Hornear durante 7-9 minutos o hasta que las galletas adquieran un tono dorado marrón.

Canna-Butter

Radio:

28g de marihuana cada 2 tazas de mantequilla

Instrucciones:

1. Llena una olla con unos 5cm de agua y pon a hervir.

2. Añade mantequilla.

3. Cuando la mantequilla se haya derretido, bajar la temperatura y añadir la marihuana (troceada con el grinder).

4. Remover durante unas 3 horas.

5. Dejar enfriar

6. Usando una estopilla y un bol, filtrar los restos de cogollos. Exprimirlos sobre el bol para obtener la mayor cantidad de líquido posible.

7. Apartar los restos de cogollos, y guardar la mezcla líquida (de mantequilla, agua, y juguito de cannabis) en el frigorífico durante al menos 30 minutos.

8. Cuando la mezcla esté lista se observará que la mantequilla se ha endurecido y que el agua se habrá separado. Extraer la mantequilla y ponerla en un nuevo recipiente.

9. Tirar el agua y guardar la mantequilla en el frigorífico hasta que esté lista para ser usada.

¡Que aproveche!

Otros Libros de HMPL Publishing

El CBD tiene el poder para cambiar vidas, mentes y estados de salud a mejor. La marihuana, una sustancia que ha sido controvertida, está compuesta por 482 componentes activos, algunos con un tremendo poder de influencia. Con el reciente reconocimiento de los poderes curativos de la marihuana y el componente activo cannabidiol (CBD), el futuro del aceite de cáñamo y la marihuana medicinal promete. Y no solo para aquellos que tienen negocios, sino para los que han estado sufriendo.

Aprende a hacerlo tú mismo/a. Haz hachís, aceite de cannabis, resina, BHO y otros tipos de hachís, aceite de cannabis y extractos desde la comodidad de tu propia casa. Deja de depender de tu dispensario y comienza a producir tus propios concentrados.

¿Estás interesado/a en el trabajo de Aaron?

http://bit.ly/CannaBooks

Bonus Gratis

No olvides obtener tu copia gratis de "Las mejores recetas de THC y CBD para hacer en casa" (En inglés) aquí: http://eepurl.com/cQeNlz

Sufscríbete al boletín de HMPL Publishing, y te daremos las recetas de THC y CBD gratis.

Todo lo que has de hacer es insertar tu dirección de correo electrónico para tener acceso inmediato.

No nos gusta el spam y entendemos que a ti tampoco. No enviaremos más de 2 correos a la semana. Esto es lo que puedes esperarte como suscriptor del boletín de HMPL Publishing:

- Los últimos libros de HMPL Publishing, exclusivos y gratis para suscriptores

- Recetas deliciosas para preparar en la comodidad de tu propia cocina

- Artículos, conferencias e información exclusiva sobre el tema de la marihuana

- Descuentos especiales en libros detallados sobre la marihuana

- Y mucho, mucho más…..

Para suscribirte, ¡haz aquí: http://eepurl.com/cQeNlz

También puedes seguirnos en Facebook; https://www.facebook.com/HMPLpublishing

¿Descubriste errores gramaticales, explicaciones confusas, o información errónea? ¡No dudes en mandarnos un email! Puedes contactar con nosotros a través de la dirección hmpl.publishers@gmail.com. Te contestaremos lo más pronto posible. Si este libro requiere una revisión, te mandaremos el libro actualizado gratis cuando esté disponible.

Agradecimientos

Finalmente, si disfrutaste el libro, agradecería mucho un pequeño favor: Serías tan amable de escribir una opinión honesta del libro en Amazon? Sería muy útil para mí y para los lectores futuros.

¡Gracias y buena suerte!

Bibliografía

Esta es una lista de todas las investigaciones usadas para elaborar este libro. Se pueden buscar mediante el título en Google ya que la mayoría de ellas son de libre acceso al público.

Bacca, Angela. "What's the Difference Between Hemp and Marijuana?" *Alternet,* 5 June 2014. http://www.alternet.org/drugs/whats-difference-between-hemp-and-marijuana

Bergamaschi, MM, et al. "Safety and side effects of cannabidiol, a Cannabis sativa constituent." *Current Drug Safety,* 1 September 2011. https://www.ncbi.nlm.nih.gov/pubmed/22129319

"The Best Hashish in Amsterdam?! How to Test the Quality of Your Hash." *Smokers Guide,* 2016. https://www.smokersguide.com/quotes/55/the_best_hashish_in_amsterdam___how_to_test_the_qu.html#.WJ3dpBLytPM

"Busted: America's War on Marijuana." *PBS,* 2014. http://www.pbs.org/wgbh/pages/frontline/shows/dope/etc/cron.html

"*Cannabis sativa* L. marijuana." *USDA Natural Resources Conservation Service.* https://plants.usda.gov/core/profile?symbol=casa3

"Cannabis Craftsmanship: How to Make Hash." *YouTube,* uploaded by Leafly, 18 December 2015. https://www.youtube.com/watch?v=aGm1Ssq9u2s

"Concentrate Basics: Shatter, Budder and Oil." *YouTube*, uploaded by High Times, 27 May 2014. https://www.youtube.com/watch?v=zbAY763zt4M

"Drug Schedules." *Drug Enforcement Administration,* 2017. https://www.dea.gov/druginfo/ds.shtml

"Drugs Policy in the Netherlands." *UKCIA,* 1997. http://www.ukcia.org/research/dutch.php

Eisinger, Amy. "Here's What Actually Happens When You Smoke Weed." *Greatist,* 13 October 2016. http://greatist.com/health/your-brain-on-marijuana

"The Health Effects of Cannabis and Cannabinoids: The Current State of Evidence and Recommendations for Research." *The National Academies of Sciences, Engineering, and Medicine,* 12 January 2017. http://nationalacademies.org/hmd/reports/2017/health-effects-of-cannabis-and-cannabinoids.aspx

"Health Effects of Cigarette Smoking." *Centers for Disease Control and Prevention,* 1 December 2016. https://www.cdc.gov/tobacco/data_statistics/fact_sheets/health_effects/effects_cig_smoking/index.htm

High Times, 2017. http://hightimes.com/

High Times Cannabis Cup, 2015.
https://www.cannabiscup.com/

Hoey, Dennis. "As Mainers celebrate legal marijuana, where does new law draw the line?" *Portland Press Herald,* 30 January 2017.
http://www.pressherald.com/2017/01/30/legal-marijuana-celebrated-by-maine-businesses-advocates/?platform=hootsuite

Hoff, Tom. "What decriminalized cannabis looks like in Spain." *Students for Sensible Drug Policy,* 31 March 2014. http://ssdp.org/news/blog/what-decriminalized-cannabis-looks-like-in-spain/

"How CBD Works." *Project CBD,* 2017.
https://www.projectcbd.org/how-cbd-works

"How Does CBD Affect the Endocannabinoid System?" *CBD Oil Review,* 2015.
https://cbdoilreview.org/cbd-cannabidiol/cbd-endocannabinoid-system/

Khoury, JM, et al. "Is there a role for cannabidiol in psychiatry?" *The World Journal of Biological Psychiatry,* 23 January 2017.
https://www.ncbi.nlm.nih.gov/pubmed/28112021

Leafly, 2017. https://www.leafly.com/

Leaf Science, 2017. http://www.leafscience.com/

"Legality of cannabis by country." *Wikipedia*, 13 February 2017. https://en.wikipedia.org/wiki/Legality_of_cannabis_by_country

"Legality of Cannabis." *Wikipedia*, 10 February 2017. https://en.wikipedia.org/wiki/Legality_of_cannabis

"Marijuana Intoxication." *MedlinePlus*, 13 January 2015. https://medlineplus.gov/ency/article/000952.htm

"Marijuana Laws in Colorado." *Pot Guide*, 2016. https://www.coloradopotguide.com/marijuana-laws-in-colorado/

"Marijuana vs Tobacco Smoke Compositions." *National Academy Press*, 1988. https://erowid.org/plants/cannabis/cannabis_info3.shtml

Niesink, Raymond J.M. and Margriet W. van Lear. "Does Cannabidiol Protect Against Adverse Psychological Effects of THC?" *Frontiers in Psychiatry*, 16 October 2013. https://www.ncbi.nlm.nih.gov/pmc/articles/PMC3797438/

Pardes, Arielle. "Marijuana Is Still a Schedule 1 Drug, Judge Rules." *Vice,* 15 April 2015. https://www.vice.com/en_us/article/marijuana-is-still-a-schedule-i-drug-judge-rules-415

Prichard, Ry. "Concentrates 101: What's on the market, from kief and CO2 oil to BHO." *The Cannabist,* 19 June 2015. http://www.thecannabist.co/2015/06/19/marijuana-concentrates-kief-bho-water-hash-co2-oil-wax-shatter/36386/

Project CBD, 2017. https://www.projectcbd.org/

Shapiro, Maren. "No High Risk: Marijuana May Be Less Harmful Than Alcohol, Tobacco." *NBC News,* 26 February 2015. http://www.nbcnews.com/storyline/legal-pot/no-high-risk-marijuana-may-be-less-harmful-alcohol-tobacco-n312876

"State Info, United States." *Norml,* 2017. http://norml.org/states

"THC vs CBD." *Medical Marijuana Journal,* 2 August 2013. http://www.mmjjournal.com/thc-vs-cbd/

"This Is How Pot Edibles Are Made." *YouTube,* uploaded by MSNBC, 22 December 2014. https://www.youtube.com/watch?v=jFV3Nb-ulSo

"Topical Use of Cannabis." *Cannabis Plus: Natural Alternatives for Health.* http://cannabisplus.net/topical-use-of-cannabis/

"What is COPD?" *National Heart, Lung, and Blood Institute,* 31 July 2013. https://www.nhlbi.nih.gov/health/health-topics/topics/copd/

"What is the Difference Between THC and CBD?" *CBD Oil Review,* 2015. https://cbdoilreview.org/cbd-cannabidiol/thc-cbd/

Wilsey, B., et al. "Low-dose vaporized cannabis significantly improves neuropathic pain." *The Journal of Pain,* Febuary 2013. https://www.ncbi.nlm.nih.gov/pubmed/23237736

"2016 NorCal Medical Cannabis Cup: Edible Entries." *YouTube*, uploaded by High Times, 17 June 2016. https://www.youtube.com/watch?v=wm0JyVbjq88